풍선 날리기

한 국 대 표
명   시   선
1   0   0

성 찬 경

풍선 날리기

시인생각

1

시의 본질은 따로 규정할 수 있는 것이 아니다. 시를 쓰는 사람이 만들어내는 만큼, 실현하는 만큼이 시다. 시의 본질은 무궁무진, 무한과 닿아 있기 때문이다.

시도 글이니만큼 읽어서 재미가 있어야 한다. 재미없는 시는 별로 쓸모가 없다.

시는 참멋을 지녀야 한다. 곧 아름다워야 한다. 동시에 진실성을 담아야 한다.

시는 뜻이 깊을수록 좋다. 깊은 뜻을 담고 있지 않은 시는 벌써 시라고 할 수도 없을 만큼 허약한 시 미숙한 시다.

시의 주제는 개인적인 일에 치우치기보다는 가능한 한 보편성을 지니는 것이 바람직하다. 시는 인류의 정신이 생각할 수 있는 모든 상념을 담을 수 있어야 한다. 형이상학적인 생각을 충분히 시화해서 시에 담을 수 있다면 그것이 고급에 속하는 시라 할 수 있다. 이런 시가 빠져 있는 시사詩史는 시사로서 허약함을 면할 수가 없다.

시는 이를테면 실화적인 성격, 기록적인 성격, 신화적인 성격, 만화적인 성격 중 무엇 하나 버릴 것이 없다. 시는 모든 영양가에 대해서 소화력이 탐욕스러울 정도로 왕성하다.

시가 위에서 말한 특색 중 한 두 가지만 가지고 있어도 그것은 좋은 시다. 한 편의 시가 이러한 특성을 모조리 다 갖고 있다면 그것은 가장 좋은 시다.

이러한 시가 쓰기 불가능한 것이 아니다. 지금까지 인류가 생산해 온 동서고금의 명시들은 다 이러한 특색을 지니고 있다.

이러한 지향성志向性을 갖는 시에 나는 특별히 '밀핵시密核詩'라 이름 붙였다. 그리고 나는 평생을 밀핵시의 탐구를 위해 실험적으로, 수련적으로 일관되게 노력해 왔다.

여기 모은 시는 그러한 노력의 결과이기도 하다.

2

시는 그것으로써 좋은 것이다. 따라서 시를 쓰거나 읽는 일도 그만큼 보람 있는 일이다.

시 쓰는 이나 독자가 시를 가볍게 알거나 겉멋으로 대한다면 그것은 시의 탓이 아니라 그렇게 하는 사람의 책임이다.

시가 지니는 이러한 특성을 나는 '절대치絶對値'라고 말한다. 우리의 삶과 관련이 있거나 없거나, 거리가 멀거나 가깝거나 간에 가치는 가치다.

3

시를 쓸 때 나는 언제나 나의 시와 우리의 현대시사와의 관련성을 생각한다. 시는 그 자체로 절대적인 가치를 지니지만 시인은 고립적인 존재가 아니기 때문이다.

나의 시에 미량微量이나마 의미의 밀도가 있다면, 나의 시 작업이 우리 현대 시사에 영향을 미치지 않을 리 없다고 나는 생각한다.

허지만 이런 판단은 내가 할 일이 아니라, 우리 시의 독자, 평가, 시사가詩史家들이 할 일이다.

시의 배열은 엉성하게나마 시가 쓰인 연대의 순서를 기준으로 했으나, 이 일이 엄밀하게 지켜진 것은 아니다.

이 시집이 나오도록 도와주신 여러분께 진심으로 깊은 감사를 드린다.

성 찬 경

시인의 말

2

1

로마네스크

모이 줍는 힘줄이
조금씩 닳는 쾌락.
두 어버이 바위처럼 도사리시고
처자가 꿀벌처럼 붕붕 나는 꽃밭.
시간은 갠 날 호수.
의식은 잔물결.
건강은 가야금 산조.
살랑이는 포플러 이파리에
영원한 신의 율동을 느끼곤
넋 잃는다.
하늘의 큰 그물을
솔솔 새는 나의 모반.
그러다간 또 피라미만한
기도를 띄워본다.

보석밭

가만히 응시하니
모든 돌이 보석이었다.
모래알도 모두가 보석알이었다.
반쯤 투명한 것도
불투명한 것도 있었지만
빛깔도 미묘했고
그 형태도 하나하나가 완벽이었다.
모두가 이름이 붙어 있지 않은
보석들이었다.
이러한 보석이
발아래 무수히 깔려 있는 광경은
그야말로 하늘의 성좌를 축소해 놓은 듯
일대 장관이었다.
또 가만히 응시하니
그 무수한 보석들은
서로 빛으로
사방팔방으로 이어져 있었다.
그 빛은 생명의 빛이었다.
이러한 돌밭을 나는 걷고 있었다.
그것은 기적의 밭이었다.

홀연 보석밭으로 변한 돌밭을 걸으면서
원래는 이것이 보석밭인데
우리가 돌밭으로 볼 뿐이 아닌가 하는
생각이 들었다.
있는 것 모두가 빛을 발하는
영원한 생명의 밭이
우리가 걷고 있는 곳이다.

야오* 씨와의 대화

이렇게 하늘이 맑고 해가 빛날 때
방안에 앉아 있는 건 죄지요,
하고 내가 말했다.
죄구 말구요. 이런 때 밖에서 바람을 쐰다는 건
바로 덕을 쌓는 거지요,
하고 야오 씨가 말했다.
하늘은 꼭 가을 하늘처럼 파랗습니다.
해는 꼭 여름처럼 타고 있습니다,
하고 내가 말했다.
허지만 날씨는 매섭습니다.
몇 도쯤이나 될는지?
하고 야오 씨가 말했다.
아마 섭씨 영하 15도는 될 겁니다.
보세요. 저 눈의 평원은 마치 영원의 도포자락 같군요.
하고 내가 말했다.
우리나라에선 이런 설경은 볼 수가 없지요.
겨울은 계절의 제왕입니다.
하고 야오 씨가 말했다.
이런 날씨는 바로 그 겨울의 정화입니다.
해는 쓰다듬고 바람은 매질합니다.

하고 내가 말했다.
바로 그런 거지요.
천국과 지옥의 공존입니다.
하고 야오 씨가 말했다.
우리는 마치 어린애 같습니다.
이런 소리 듣는 것 좋아하십니까?
하고 내가 말했다.
좋구 말구요.
어린아이 같다는 말 제일 좋습니다.
하고 야오 씨가 말했다.
야오 씨는 오십 객이다.
야오 씨도 나도 멀리 조국과 처자를 떠나 있는 처지이다.
우리는 그 후 말없이 해와 하늘과 바람과 눈 속을 서성였다.

*) 대만의 극작가. 1972년에 작고했다.

오오로라

"태양에서 불어오는 하전입자가
지구의 대기라는 방어망에 부딪혀
튕겨나가 생기는 빛의 예술이
오오로라다."
이 무슨 시詩인고! 할 사이도 없이
텔레비전의 우주 화면에 나타난
오오로라는
넋을 잃을 정도로 웅장하고 유현한 무늬였다.
빛깔의 주조는 초록이었다.
나는 왠지 절망을 이웃한 느낌마저 들어
'황홀한 초록빛'
하고 중얼거려봤다.

우리는 일상에서 저런 형상을 볼 수는 없다.
무슨 구름도 저렇지는 않고
무슨 불꽃도 저렇지는 않다.
차라리 한 맺힌 넋두리
유령의 춤이라고나 할까.
무슨 한 무슨 유령의?
오르훼우스와 에우리디케의?
그러나 분명 저것들을 어딘가에서

많이 보아왔다는 생각이 머리에 스치자
이 묘연한 기억의 미로에서
나는 더욱 짙은 곤혹스러움에 빠져들었다.
나는 슬며시 눈을 감았다.

그러자 저 형상들이 선명하게 나타났다.
어스름이 끝도 없이 퍼지는 마음 안 하늘
망막網膜 우주에.
역시 초록이 주조였다.
별이 유난히 빛나는 밤, 잠 안 오는 밤에
정신이 이상하게 맑게 개어 눈감고 응시할 때
천변만화하며 이어지는 무늬.
칸딘스키, 바아렐리, 볼스 계열의 무늬.
나는 지금까지 그것들에게
이름을 붙인 적이 없었다.
오늘 알고 보니 그 이름이
오오로라였다.

눈을 떠도 오오로라는
텔레비전의 화면에 그대로 이어져 나갔다.
실은 저것들은 유령이니 넋두리니 하는 따위와는 거리가 먼
엄정 정밀한 자연현상이었다.

이온이니 **전자밀도**니 **스펙트럼**이니 하는
해설 용어만 봐도 알 수 있는 일이었다.
그러나 저 오오로라가
지구 자기磁氣를 따라 크게 두 갈래로 갈라져
남극의 높은 하늘과
북극의 높은 하늘에서
동시에 펼쳐지는 쌍무雙舞라 하는 대목에 이르러서는
더없이 웅혼한 우주의 시詩였다.

태양과 지구의 신비한 속삭임이었다.
우주 영혼의 너훌거림이었다.
오오로라는 국적이 없었다.
나는 오오로라에서
내가 지금까지 자나깨나 찾아 헤맨
나의 '우주율宇宙律'의 전형典型을 보았다.
저 멋 저 흐름을 나의 예술에 엮어 넣기 위해서는
나의 남은 영원한 정열을
마저 불태울 수밖엔 없는 일이었다.
이때 나의 마음 안에서
저 오오로라 같은 황홀한 고뇌가
피어올랐다.

포폴로좌座의 별들

어렸을 때
내가 언제나 보고 좋아한
별들이 있었다.
하늘에 모대모대 모여 있는
그 별 송이를
나는 포폴로좌라고 이름 붙였다.

저 별들을
세상에선 뭐라고
부르는지 몰라.
혹 플레이아데스 성단星團이라
하는 것이 아닐는지.

나의 포폴로좌를 쳐다보노라면
끝없이 맑고 예쁜 소리가
폭포 물줄기처럼 흘러 왔었다.
포폴로 포
하고 흘러 왔었다.

특히 추운 밤에는
맑고 차고 시린
하늘의 소리가 울려 왔었다.
포폴로 포

하고 울려 왔었다.
윷 잘 노는 사람이
박달나무 윷으로
모를 낼 때처럼
맑고 곧고 신명나는 가락이
포폴로 포
하고 울려 왔었다.

내가 사랑한 포폴로좌는
어두운 밤하늘에서
퍼렇게 빛나는
빛의 왕자였다.
그 불꽃은
라듐 불꽃 같기도 하고
개똥벌레 불꽃 같기도 하고
더러는 눈물 머금은
진주의 무리 같기도 했다.

포폴로좌의 별들은
포폴로 포
하며 나에게
깊은 말을 속삭였다.
나는 그 뜻을

알아들을 수 없었으나
가슴속 제일 깊은 곳에서는
느끼며 이해했다.
나의 운명運命에 관한 얘기였는데
그럴 때마다 나는
오래 가시지 않는
신비스런 위안을 받곤 했었다.

나는 밤길을 갈 때
언제나 고개를 쳐들고
포폴로좌의 별들을
보며 걸었다.
포폴로 포
포폴로 포
하고 나도 소리 내며
끝도 없이 걸었다.

지금도 어쩌다
그 별들을 본다.
나는 그냥
포폴로 포
포폴로 포
하고 중얼거린다.

태극太極

천사와 악마의 혼인 잔치에서 새어나오는
법열에 흐느끼는 유성柔性의 갈래갈래.
보라. 바다 위에서 타는 불이 하늘을 사른다.
영혼은 달아날 궁리를 하고 육체는 아플수록 띠를 죈다.
끝없는 싸움의 무도舞蹈.
핥으며 빨며 물어뜯고 달래며 속삭이며 쓰다듬는다.
뇌수腦髓와 정액精液 해골과 자궁이 서로 꼬리를 문다.
무덤 속에서 나비가 화화花火처럼 튀어나오고
부뚜막 속으로 꺼진 유성流星이 튀어든다.
천사가 탄 가마를 유령이 짊어 멘다.
기쁨은 신의 하체. 슬픔은 신의 상체.
모세관현상이란 생리의 실이 금강석과 은행나무와
괴테와 예호바를 꿰매면 오로라의 염주.
못 고치는 병에 걸리면 꽃 나라의 의사를 찾으라.
성난 호랑이를 쫓는 것은 잠든 영아의 얼굴뿐이다.
때론 백합의 순결. 때론 야차의 요염.
수정의 그릇 속에서 두엄이 무럭무럭 김을 내고
호도 껍질 속엔 소크라테스의 슬기가 서린다.
똥오줌이 짙을수록 수박 국물이 붉다.
고요 속에 음악. 음악 속에 잠음.

어지러움 속의 안식. 쾌락 속에 숨은 기도.
바위를 움직이는 믿음. 신앙을 위협하는 산악.
바람을 마시고 사는 항아리는 늘 배가 부르다.
물이 허물을 씻고 불이 태워서 정화하면
싸움터는 낙원. 총 칼은 조로와 호미.
델타의 궁전이 비오롱이라면 은지팡이는 줄을 부비는 활.
타는 솜씨는 신의 휴우머.
상상은 대리석. 감각은 무지개.
들어라. 무궁동. 따와 하늘의 귓속말.
끈질긴 방랑 끝에 적멸과 영생이 교차한다.

추사秋史의 글씨에게

몸통을 틀며 꼬리를 튕기며 하늘을 찢는 비늘 돋친 용龍.
서기하는 눈알하고 천 길 낭떠러지를 뛰며 오르내리는 성난 호랑이.
허나 이젠 용이 너에게 늘어져서 힘을 빌린다.
너에게 근육을 빼앗긴 호랑이도 더는 뛰지를 못하는 병신이다.

어느 천둥벌거숭이가 너의 모험을 겁 없이 바라보랴. 어느 제왕의 횡포가.
어느 미치광이가. 어느 귀신이 너의 아슬아슬한 줄타기를 흉내 내랴.
비단을 토하는 누에의 솜씨보다도 쉽사리 네가 마구 뿌리는 그 절묘한 멋을
어느 제비의 비상이 어느 선녀의 너훌거리는 옷자락이 한 번인들 지녀왔으랴.

너의 주춧돌도 기둥도 대들보도 그 위에 박힌 온갖 잔못까지도
모두가 산 위에 제멋대로 뒹구는 무심한 광물처럼 스스로의

온통 온전한 모양과 무게에 매혹되어 깊은 잠 속에 가라 앉는다.

그러면서도 하늘의 성좌처럼 어김없이 서로의 자리를 눈 뜨고 지킨다.

큐우브니 휘어브니 하는 20세기의 회오리바람이 너로 하여 비롯된다.

데포르마시옹이 너로 하여 기계다운 기계가 된다. 너로 하여

피라미드처럼 쌓인 울적이 무산霧散한다. 팽창한 자의식이 작열한다.

벽에 밴 오랜 곰팡내가 가신다. 오존을 품은 해풍이 밀려온다.

무슨 슬기가 야릇하게 홍소哄笑하는 너의 표정의 뜻을 샅 샅이 풀어낼 수 있으랴.

불순不純을 산산이 바수는 무슨 치도곤治盜棍이 너처럼 무 자비하랴.

너를 키운 한국이란 물 한국이란 땅 한국이란 바람은

너의 천둥 같은 나래 소리로 해서 길이 멀리 떨칠 자랑을 간직한다.

토모그래피Tomography

환자는 매우 정교하게 사화산처럼 누워 있다.
그런 역은 사라져 가는 노병이 위엄을 뿌리는 것만큼이나
쉬운 일이라고 생각한다.
아픔도 이젠 꽤 오래 됐다.
아픔은 의식과 몸뚱이의 소외疎外훈련이다.
허나 조건반사처럼 분비되는 기대가
그런 일인칭과 삼인칭의 유희를 교란시킨다.
기계가 움직이기 시작한다.

구렁이처럼 꿈틀거리는 굵은 관에
칡넝쿨처럼 얽힌 가는 관에
혈액의 등가물이 빗발치듯 흐른다.
살아 있다.
괴물스런 두부頭部에 동굴처럼 단안單眼이 뚫려 있고,
거기에 피안의 불이 켜져
뜨고 지는 천체만큼이나 로맨틱하게
순수궤도를 왔다갔다 한다.
뼈에 시린 소리를 내며 기계가 운다.
아아, 라자로의 사취死臭를 우는 예수처럼.
이 기계는 우리 편이다.

무쇠의 표정이 점점 심각해지고
울음의 피치가 연민에서 분노로 올라간다.
눈에서 분사되는 번개 개미의 군단이
광막한 가슴의 사해死海로 잠입해 들어가
무자비하게 갈퀴질한다.
그러면 독심해어족의 밀실이 차례로 뒤집힌다.
뿌리 깊은 살림터라
참으로 볼만한 비밀이 많다.
개골산에, 종유동에, 곡창에, 발효하는 온도에,
때 없이 울리는 목관악기까지.

놀랜 심해어족이 독을 뿌리며 달아난다.
그런 독엔 완덕에 살갗처럼 무염無染인 무기군단無機軍團.
허나 어쩌랴. 쫓기면서도 심해어족은
여전히 인어처럼 노래 부르네.
넓은 가슴의 사해死海는 삳삳이 파헤칠 수 있다고 해도
독심해어족이 보다 깊숙한 곳에 도망쳐 숨어
다시 새 살림을 꾸밀 수 있을 만큼
목숨의 바다는 가없이 넓고 깊거늘.

덜컹 소리를 내며
뇌수雷獸의 숨이 나간다.
정성을 다한 뒤엔 보상을 기다려 꾸물거리지 않는다.
한낱 복잡한 오브제에 불과하다.
이별도 완벽이라 붙들어 볼 겨를이 없다.
도시 어디서 어떻게 닿은 인연일까?
환자는 차라리 이 피안의 주민을 비행사의 육체만큼이나
부럽다고 여겨 본다. 그래서
이 엄정한 우의를 기념하기 위해서
한 2, 3초 동안을 더
매우 정교한 사화산死火山처럼 누워 있다.

헌법

어린것들이 부는 장난감 피리 소리가
단순 호쾌한 선을 긋는다.
수평으로 수직으로 또는 비탈지게
밤이 째진다.
오랜만에 마악 수정受精한
나의 시상도 째진다.
반사적으로 그만두라는 소리가
목구멍까지 나온다.
허나 나는 가까스로 그 소리를 도로 삼킨다.
어린이 나라의 헌법을
짓밟을 권리가 내게는 없다.
이 헌법은 신법神法.
겉으론 꼬장물이 흐르지만
속은 무염無染 무애無碍.
나는 부끄러워 힘없이 고개를 숙인다.
돈, 노름, 거짓, 음모, 뇌물,
살인, 술, 색色 따위가
갈수록 화려하게 대차륜大車輪하는
어른 나라의 털 난 헌법.
벌써 어린것들은 잠이 들어 있다.
새순 같은 그 숨소리가
째놓은 나의 시상을 다시 꿰맨다.

논 위를 달리는 두 대의 그림자 버스

논 위를 달리는 두 대의 그림자 버스
가
길 위를 달리는 두 대의 실물 버스
보다
훨씬 더 재미있다.
두 대의 그림자 버스의 모양이
(약간 흐린 날이라)
둥그스름하게 털옷을 두르고 있다.
내가 타고 있는 그림자 버스 창에
사람 머리가
하나, 둘, 셋, 넷, 다섯……
열쯤 된다.
실물 버스의 운전석 해가림이 청색 필름이라
논 위에 계속 청화靑華 무늬가 번진다.
그지없이 아름다운
꿈의 무늬다.
푸른 점박이 그림자 버스가
논을 마구 쓸고 가도
풀 하나 흔들리지 않는다.
마구 훑어도

검은 흙 한 톨 튀지 않는다.
두 대의 그림자 버스가
소리 하나 안 내고
비닐 집도 넘고 넘어
솔밭도 넘고 넘어
경쾌하게 달린다.
힘의 낭비가 영이다.
올라갔다 내려왔다
신동의 악보다.
착 붙어
논을 핥는다.
얼마나 맛있을까
전내기 진간장
반지르르 들기름에 꿀 흐르는 땅.
논과 그림자 버스는
알몸과 알몸.
납작한 밀착이다.
철저한 천착이다.
완벽한 이별이다.
흔적은 무구無垢다.

나와 저 그림자는?
이 버스와 저 버스는?
플라톤?
두어라.
농밀濃密한 농밀한 사건이지만
시간 위를 미끄럼 타듯
형이상의 현상이다.
논 위를 달리는 두 대의 그림자 버스
는
동화 나라 두 대의 진짜 버스다.

풍선 날리기

대축제다.
어린이들의 풍선 날리기다.
오색 풍선이 200개쯤
일제히 하늘로 솟는다.
풍선의 해방이다.
하늘에 뜬 꽃밭이다.
하늘이 너무 파랗다.
영감적인 너무나 영감적인.
이 놀이엔 의미가 없다.
절대의미絶對意味가 있을 뿐이다.
어린이는 영감靈感의 샘.
노아의 가족인가.
풍선들이 모두 함께 동남풍 미풍을 타고
서서히 흐르며
작아진다.
슬픈 원근법이다.
어린이 마술에 걸린 나는
언제까지나 고개를 뒤로 젖힌 채
풍선의 승천에서
시선을 뗄 수가 없다.
하늘로 하늘로 사라짐.
세상에서 제일

축복 받은 운명이다.
아, 이때 기적이 인다.
나의 눈이 1.5다.
아니, 2.0이다.
바늘 끝만한 것이 계속 보인다.
빛깔은 이미 없고
반짝반짝하는 것.
대낮별이다.
아득히 남은 한 별,
하는 사이
하나가 다시 나타나,
두 별이다.
하는 사이
셋이다.
최후로
이젠 정말 하나다.
그것마저 영영 사라졌을 때
내가 보는 창궁蒼穹에
올챙이꼬리 달린 풍선만한 별들이
일제히 헤엄쳐 들어와
불멸의 성좌 되어 찬란히 빛난다.

2

나의 집

주문呪文 찍힌 잡동사니가
탑처럼 쌓이는 유기질 동굴.
드러누우면
북통만한 방이 슬그머니 늘어나
팔 다리 뻗을 자리가 열리고
내가 찾는 개미 구절이
먼지 덮인 책갈피에서 기어 나오고
구불구불 굴절하는 틈서리로
달빛이 스민다.
빗방울이 천정에 해도海圖를 그리고
어린것들은
유년의 마술로 기적 소리를 내며
책상다리 사이로 만국유람을 한다.
별구경이나 할까.
한밤중에 뜰에 나서면
나의 외피外皮인 식물들이 독바람 속에서도
말없이 푸른 호흡을 하고 있다.
다행히 가난이 나의 편을 들어주어
집이 좁아질수록 깊이 뻗는 뿌리.

유쾌하게 빌었다

유쾌하게 빌었다.
눈보라에 얻어맞으며
톱날 같은 고개를 기어 넘고
다시 개인 봄날
얼음이 녹아 흐르는 물 들여다보며,
지난 시간이 다만 졸음 되어 밀려와
미묘하게 오래 졸며
내 염통이 참을성 있게 뛰는 소리 들으며
유쾌하게 빌었다.

유쾌하게 빌었다.
파쇠 긁어모아 새사람[鳥人] 만들 때
산소 땜 하는 불 들여다보며
그 퍼런 불꽃에서 태어날 날개가
날 불가지의 공간을 그려 보며
유쾌하게 빌었다.

유쾌하게 빌었다.
눈 덮인 낭떠러지 위에
솟아 있는 두 그루 소나무 같은

두 구절이 나오지를 않아,
꼭 나와야 할 그 두 구절을 찾아
황혼녘의 마음 안 공간을
끝없이 헤매며
신음하며
유쾌하게 빌었다.

유쾌하게 비는 글을 지었다.
기왕에 있는 글을 외는 것은 단념하고
불방망이와
불기둥으로
사랑과 죽음으로
어린이 문법에 맞춰
벌레 소리 가락 따서
그때 그때 유쾌하게
비는 글을 지었다.

추사엔 거리낌 없이
내 영혼을 초생달만큼 쪼개 주고
백자 사기그릇에

사금파리만큼 뜻 굽히고
클레에 보고 화가 되고,
또 영화 보고,
모차르트 듣고,
또 춘화 같은 농담 하고,
헨리 무어의 구멍에 홀리고, 하며
마음을 씻었다 물들였다 하며
유쾌하게 빌었다.

유쾌하게 찬미했다.
음양의 원리에 따라
양인 나는 음을, 음은 나를
목숨 걸고 서로 꼬여,
깨끗한 세금은 다 치르고,
태극으로 서로 물고 빙빙 돌며
꿀 둠벙에 빠질 때
거룩한 생각이 들어
이 원리의 시조始祖를
유쾌하게 찬미했다.

눈 위에 오줌으로 별 일곱 개 그려
동방과 서방의 성현을 기념하고
귀여운 손가락들을 위해서
부스러기 바람이 돼 가는 뼈마디를 위해서
눈처럼 흰 빵을 위해서
둘로 잘린 조각을 위해서
개똥벌레 빛을 내며 미래를 나는
피의 말을 위해서
땀의 풍년을 위해서
유쾌하게 빌었다.

현실과 시

― 21세기의 시를 열기 위한 서설

산문의 시대가 거去하고 시의 시대가 내來하도다.

1

차를 타고 갈 때
운전하는 사람이 갑자기 브레이크를 밟으면
잘잘못은 어찌 됐든 간에
우리의 몸은 앞뒤로 흔들린다.
그것은 보기에 따라서는 깨끗하고 아름다운 단진동이다.
몸은 이윽고 정지하겠지만
한번 출렁거린 율동 자체는
영원히 영원히 지울 수 없다.

2

시를 쓸 때
처음 어딘가에서 구두점을 찍어
호흡에 한 번 제동을 걸면
그렇게 뒤뚱거린 장단의 여파는
출렁이며 출렁이며 끝까지 간다.
어쨌거나 그 장단의 틀은

나름대로 미묘하다 아니할 수 없다.
초고에서 출렁인 파문은
탈고 때는 물론
재판, 선집, 문고판, 전집이 나올 때도
명맥을 유지한다.

　　　3

차를 타고 어딘가에 가는 일이나
역사의 수레를 타고 어딘가를 향하는 일이나
다 현실이다.
현실엔 현실의 흐름이 있다.
역학力學이 있다. 현실에서 가정법은
차가 꽉 막힌 길에서 답답하다고
경적을 빵빵 울리는 것만큼이나
부질없는 일이다.
현실을
축軸이 몇 개 있는 역학의 좌표에서
축이 몇 개 더 있는 얼의 좌표로
옮겨 놓으면

시다.
이 자리엔
사랑이 있다.
가정법이 숨 쉴 여백이 있다.

4

충격으로 말미암은 우리 몸의 흔들림은
파란과 곡절 끝에
시의 장단과 가락에 닿는다.
힘의 얼개와
얼의 얼개 사이엔 엄연히
불연속의 연속의 대응이 있다.
구두점을 찍고 안 찍고는 시인의 마음이지만
시인의 마음 안엔
천지인 삼재의 태극이 있다.
명령에 아름답게 복종하는 반사신경의 기억이 있다.
근육도 있고 통제도 있다.
탐험도 있고 현기증도 있다.
어쨌거나 미묘하게 미묘하게 망설이다가

때로는 깃털로 어루만지듯
때로는 송곳으로 구멍을 뚫듯
점을 찍는다.

5

시는
역사의 흙을 굽는 요업窯業이다.
(그중 과학도 좋은 도토陶土다.)
따라서 시도 그만큼은 역사이지만
현장체험의 골격이
얼마나 깊이 있고 그윽한 무늬와 장단으로
변신해 있단 말인가.
시는 육체노동 가치이자
정신노동 가치다.
소재와 종점終點 사이에
빛의 신비로운 굴절이 있다.
자유와 창조의 인과가 있다.
고통의 황홀이 있다.
왜 시를 쓰는가?

시는
하늘나라 어딘가에 멀리 스민
우리의 뿌리 더듬기다.
시는 시를 더 열기 위해서 쓴다.

시는
나신裸身으로 오는 미래만큼이나
항상 두렵도록 신선한 처녀지다.

주문呪文 없이는

주문呪文* 없이는
하루도 못 살아.
별로 신통할 것도 없는 주문이지만
그것으로 하루를 살아.
마음의 미아迷兒 같은 주문이지만
그것이 내 진통제요
팔랑개비요
나침반이거든.
말이면 다라 믿기에
왜냐하면 말은 말씀의 그림자이기에
침과 땀과 영혼의 바람으로
예쁘장한 주문 서너 마디쯤을
무시로 중얼거려
그것으로 하루를 꿰거든.
그러면 분별없이 날이 저물고
나도 그럭저럭 하루치만큼 늙어.
사실은 이것이 나의
유치원 때부터의 버릇이거든.
난 주문 없이는
하루도 못살아.

*) '무의식 중에 무심히 중얼거리는 말' 정도의 뜻.

연애편지의 무게를 다는 저울

20그램. 우표 한 장.
40그램. 우표 두 장.
이 예쁘고 작은 저울이
활화산 분화구의 정열을 실은
연애편지의 무게를 달다니.
그러나 그것은 사실이다.
저울은 정확히
내가 님에게 보내는 연애편지의
열정의 등급을 매긴다.
60그램. 우표가 석 장.
야아, 100그램. 우표가 다섯 장.
이보다 더 예쁜 마술은 없다.
저울 바늘이 문자판 끝까지 올라가면
나 한 사나이는
님에게 다이아 반지 하나쯤 선물한 기분이 되어
기쁘고 흐뭇하다.
몇 날 며칠의 노고도 사라진다.
벌이 날아 앉은 철쭉의 수술처럼
저울 바늘이 가볍게 가볍게 미동한다.
이 저울은
마음의 양을 달 뿐만 아니라

품질도 가려내는
영능靈能을 지니고 있다.
이 편지는
비록 우표 한 장짜리지만
그 안에는
나의 심장을 쪼아서 완성한
정상급 사랑의 소네트 한 쌍이
들어 있는 것이다.
님과 상관있으면
다 예쁜 것.
님 생각하면
가만히는 못 있는 법.
그래서 이 저울도 생겨났던 것.
님에게 보내는
나의 정열의 무게와
일편단심의 순도를 다는
예쁘기 그지없는
살아 있는 님의 얼굴을 닮은
나의 수제품인
연애편지의 무게를 다는
이 저울이
태어났던 것.

보내는 약혼반지에 부침

영원에서 피어오른
우리 인연을 위해 생겨난 반지
여기 약혼 날짜와 내 수결手決을 새겨서 보내오니,
여인네의 가슴 두근거린다는 다이아는 아니어도
창세기 이후 물에서나 불에서나
무궁無窮 불변하는 이 흰 질료質料의
순일純一을 다만 빌어 내 뜻을 담음이니,
꽃, 별무늬는 우리의 사랑무늬,
그 언저리의 화사한 무리[暈]는
뜨거운 내 입김이 영靈을 불어넣어
이제 살아있는 그것의 숨쉼입니다.
아아 과연, 반겨 끼어주시는 그대 손가락
무지개 선 듯 황홀하게 고와라.
길이 귀애貴愛하소서.

보내온 약혼반지에 부침

마음에 들어라.
나를 지킬 너 완덕完德의 둥근 고리.
님 운명의 온 건곤乾坤을
싣고 온 너는 나를 무한케 한다.
이제 우리 두 <monad>가 연탄聯彈할 운명은
꽃이 되건 별이 되건 하나뿐이니,
너는 나의 삶 중턱의 개벽開闢.
약손가락에 심듯 너를 끼자
내 영혼의 혈액이 빨리 스미누나.
부신 듯 너를 보며 나는 아로새긴다,
이렇게 님 사랑의 사슬에 매인 나는
뼈 속에 무슨 회오리바람이 일어도 다시
영원 속에서 미아가 될 수 없는 한가운데에
서 있는 것이라고.

사랑사리

날 괴시는 님의 마음 닮아 내 마음 님 괴고
님 괴는 내 마음 닮아 님의 마음 날 괴시니
서로 닮아 괴고 괴고 괴고 괴고 괴고 괴고
이렇게 더욱더 괴고 괴고 괴고 괴어
마침내 님의 마음이 내 마음이
내 마음이 님의 마음 되어 서로 하나로 괴어
괴는 불이 뜨겁게 일어 더욱 타고 더욱 달아
빨갛게 다는 고비도 넘어 퍼렇게 다는 고비도 넘어
마침내 희게 다는 고비에 이르니
거기에 또 서로 괴고 괴는 마음의 진기가 흘러들어
오래오래 구워져 영글어
사기도곤 단단하고 금강석도곤 단단하고
이슬도곤 맑고 예쁜 빛을 뿌리니
일러 사랑사리일러라.

떠나는 딸에게 보내는 마음의 꽃다발 14행 시

혼례복 입은 딸애는 알아보지 못할 만큼 예뻤다.
딸애의 숨어있던 모습이 오늘따라 신비의 차원에 닿아 있다.
주악에 스텝 맞출 때 손에서 손으로 비애가 흐른다.
딸애는 그렇게 시야에서 멀어졌다.

맑은 슬픔이 씻는 힘은 크다.
군더더기로 남아 나를 흠집 내던 색욕의 비늘이
물먹은 창호지처럼 씻겨져 내린다.
나는 파랗고 단순한 유년의 하늘 밑에 돌아와 있다.

나에게 이보다 더 귀한 선물은 없다.
딸애의 행복과 자유와 평화를 위해 마음으로 합장한다.
미소하는 사위 얼굴이 아들을 닮아간다.

깊은 곳에서 움직이는 심상 하나가 스친다.
다섯 잎 꽃송이가 화강암 촛대 되고
촛대 위에서 청홍 두 자루 초가 한 불꽃으로 피어오른다.

유리와 병

유리가 병으로 있는 한 언제까지나 병이다.
인간의 수족이다.
깨져야 유리는 유리가 된다.

병은 기능이요 쓸모다.
소유의 차원이다.
값을 매겨 사고판다.

파편은 무엇이고 그것 자체다.
쇠는 쇠요 구리는 구리요 은은 은이다.
존재의 차원이다. 무값이다.

에덴동산이 어디뇨.
있는 것 모두가 있는 그대로
편안하게 나뒹굴면 바로 거기지.

산산조각 난 것들이 창궁의 별처럼 모여들어
존엄의 왕좌에서 반짝이고 있다.
빛 뿜는 파편의 삼천대천세계다.

3

인생은 3부 형식

인생은 3부 형식 A B A'.
어릴 때, 커서 세상 누빌 때, 늙어서 조용히 관상할 때.
시간의 거리를 두고 보면 이 무늬가 잘 보여.
아름답다 인생의 3부 형식 A B A'.

어릴 땐 하늘의 기억이 남아있어 저절로 천사의 자질.
우주는 투명체. 세상은 꿈. 맑은 sexless.
원근법을 모른다. 절대의 자[尺] 하나. 버스가 떠나면 나
무들이 간다.
나는 왕자, 너는 공주, 신화시대. 그러나 시간은 빨리 흐
른다.

곧바로 '질풍노도' 시대에 돌입한다. 젊음으로 용써서
황금알을 낳는다. 생명은 무한한 가능성의 등가치다.
트리스탄과 이졸데 얘기를 곱씹는다. 열탕 속에서.

귀소본능은 질기다. 80 넘어 다시 sexless. 평온하다 반
투명 환경.
추억의 금붕어가 헤엄친다. 슬픈 인생 즐겁다.
랄랄라. 랄랄라. 3부 형식 인생은 아름답다.

상상

상상은 자유다. 무제한이다. 일순이다.
상상은 생각이 노는 모습이다.
상상은 현실의 충실한 길잡이다.
상상은 실재를 이탈할 수가 없다.

연습 삼아 가볍게 상상을 날려보자.
만약에 이 우주가 어느 대인의 불알 구석
세포 하나쯤이라면 그 대인의 몸집은 얼마나 큰가.
그 대인이 사실은 더 큰 대인의 불알 세포 하나라면?

이와 같이 상상 앞에선 극대가 극미요 극미가 극대다.
그러나 상상의 기능이 아무리 고성능이라 해도 현실은
못 넘는다.
모든 거짓말을 다 품어 참말이 되게 하는 것이 현실 아닌가.

날아라 상상 손오공처럼.
아무리 날아가도 큰 손바닥 울안일세.
실화의 교묘한 골목을 누빌 뿐일세.

아가페 칵테일

'아가페는 모든 것을 소멸시킨다.'
파울로 코엘료의 소설에서 만난 이 말이 크나큰 불기둥
으로 솟아올라
남을 원망하는 내 마음의 앙금을 깨끗이 녹여버린다.
언령言靈의 효험을 무섭게 실감하는 순간이다.

'남이 나다' 하고 다시 한 번 버릇처럼 중얼거린다.
이미 다 풀린 근육으로
저 험준한 아가페의 문맥文脈에 오를 수는 없고
다만 꼭대기 만년설에 외경의 시선을 보낸다.

이 모두 마음의 일일진대 능소능대하지 않고 어찌 마음
이랴.
천체만한 아가페 덩이를 확 줄여
예쁜 a 활자만한 크기의 환약을 조제한다.

이런저런 상황의 부스러기로
조미調味하는 일상의 칵테일에
향료 삼아 아가페 환약 한 알 떨어뜨린다.

바스락 바스락 작업을 한다

제일 좋은 때는 아직 오지 않았다.
　　　　　　　— 로버트 브라우닝

주문인지 신음인지 알 수 없는 소리를 흥얼거리며
바스락 바스락 작업을 한다.
단박에 걸작이 나오나.
바스락 바스락 작업을 한다.

밥 먹다가도
글자 몇 자 끄적끄적 끄적이기도 하고
잠자다가도 생각만 나면
신문지를 가위질하여 스크랩북을 채워나간다.

바스락 바스락 작업하는 재미는
내가 지금까지 발견해 온 재미 중에서
단연 으뜸가는 재미다.

80대를 내 인생 최고의 황금기가 되게 하는
마지막 남은 나의 전략이 이것이다.
바스락 바스락 작업을 한다.

연장

예쁜 연장을 보면 나는 사고 싶은 충동을 도저히 못 이긴다.
이미 사들인 연장이 수북하다.
그 중에는 가끔 사용하는 연장도 있고
아직 한 번도 써보지 못한 연장도 있다.

연장은 미쁘다. 내 몸에 밀착된
연장은 나의 신경과 근육의 연장延長이다.
연장에도 각각 저마다의 품성과 근성이 있다.
연장은 실용에서 미에서 기적을 생산하고 숨는다.

깎고 토막 내고 때리고 박고 할 땐 속이 후련하다.
연장 앞에서 물렁해진 강철판을 빵 뚫으면 기분 좋다.
실은 인간도 연장이다. 전쟁터에서 인간 연장은 필수품이다.

심장은 사랑의 연장이다.
인간을 연장으로 부리는 비밀스런 장단에 따라
우리는 어디론가 멀리 날아가고 있다.

판이냐 식이냐

판이냐 식이냐가 재미나는 문제다.
인생이 먹자판이건 춤판이건 난장판이건
격식이건 허식이건 기념식이건
판이냐 식이냐가 재미나는 문제다.

판이 깨지면 인생은 사막. 식을 버리면 인생은 정글.
윷판이다. 신명난다. 던지는 족족 모다.
놀음판은 인생의 블랙홀이다.
졸업식이다. 두 어버이 볼에 눈물 흐른다.

식 중 꽃은 역시 혼례식.
나의 인생관은 판 7 식 3, 아니 판 8 식 2다.
판을 떠나면 예술은 물을 여읜 물고기다.

판과 식의 영감적 황금분할은 천재들의 몫이다.
위대한 영혼이 빚은 비례를 우리가 먹고 산다.
인생은 동시에 판이자 식 식이자 판이다.

가방

선물로 받은 까망 가죽 가방이다.
이 가방의 신기한 용량에 어리둥절해진다.
큼직한 책 네댓 권 세면도구 파자마 그 밖의 잡동사니를
다 뭉뚱그려 넣고도 아담하고 깡똥하다.

뿐만인가. 이 가방에는
늘어나는 비밀 칸이 여기저기 있다.
은밀한 연애편지 안 들키게 숨기는 벽장도 있고
기적의 바람 여의주 따위 넣는 지갑도 마련돼 있다.

산더미만한 마음의 구름도 쑤셔 넣고
남의 허물 용케 용서하는 큰 아량을 압축해서 쟁이는
코지 코너도 있다.

세상에 그런 가방도 있는가.
바로 여기에 있다.
사랑의 가방이다.

노마老馬

노마 한 마리가 달리고 있다.
허덕이며 허덕이며 달리고 있다.
흘러간 세월의 무거운 짐이 노마의 등을 짓누르고 있다.
노마는 이 짐과 친해진 지 오래다.
달리는 일에 열중하는 것만이 구원이다.
일심으로 달리는 순간만은 마魔가 얼찐거리지 못한다.
노마가 깨달은 것은 이것 하나뿐이다.
신기하다 노마가 달려가는 방향이 서가 아니라 동이다.
지는 해를 박차며 뜨는 해를 응시하며 달리고 있다.
달리고 또 달리면 평생 쌓인 빚을 더러 갚을 것인가.
갚다 남은 나머지는 하늘에 맡길 일이다.
끝까지 달리면 노마는 천마天馬가 된다.
말굽 소리도 없이 노마 한 마리가
땅인지 하늘인지를 꿈 흐르듯 달리고 있다.

학교

요새 내가 다니는 학교는 앞동산 숲이다.
해발 104 미터. 하늘을 덮는 수목이 유난히 검푸르다.
엽록소와 공기와 태양광선이 엮는
소우주. 이것이 나의 학교 캠퍼스다.

세잔느의 그림을 닮은
붉은 흙길에서 미술의 원리를 터득한다.
태없이 맑은 벌레 소리 새 소리한테서 음악 레슨을 받는다.
쇠붙이로 만든 운동 시설에서 체육시간을 보낸다.

천천히 아주 천천히 걸으면서 철학이 무엇인가
지혜가 무엇인가를 사색한다.
겸허한 신비주의자, 이것이 내가 바라는 목표다.

이 학교는 문명 학교 아닌 자연 학교다.
출석부는 없어도 거의 빠지는 날이 없다.
인생 황혼인데 학교 가는 기쁨이 크다.

저녁 정경

어느 날
(아내는 여행 중)
동네 구멍가게에 들어가서
"주인아줌마!"
우선 불러놓고,
"매운 고추와 깐 마늘 천 원어치
상치 쑥갓 천 원어치,
그리고 스팸 큰 통으로 하나 주세요.
아, 참, 그리구
소주도 한 병요!"
했더니
마침 거기에 와 있던 동네 아낙네가
"아이참, 맛있게도 사 가신다!" 하며
침을 꼴깍 삼키는 것이었다.

물권시物權詩

'물권物權'이란 말이 사전에 있는지 몰라.
호기심이 나서 한번 찾아보니
야아, 있기는 있는데, 이건 너무했다.

물권: 재산권의 하나.
　　특정한 물건을 직접으로 지배하는 배타적 권리.
　　즉 사람의 행위를 개입시키지 않고
　　물건에 관한 이익을 누릴 수 있는 권리.

이렇게 정의定義를 내려놓고 나서 그 예로,
소유권所有權, 지상권地上權, 영소작권永小作權,
지역권地役權, 유치권留置權, 선취득권先取得權, 질권質權,
저당권抵當權, 전세권傳貰權, 광업권鑛業權, 어업권漁業權,
따위를 열거하고 있으니 이 '물권'은
내가 생각하는 <물권>과는
정반대의 개념일 뿐만 아니라
결국 인간의 끝없는 탐욕을 옹호하는 권리를
말하고 있을 뿐이다.
인간 의식의 경직이 이 지경에 이르렀으니
산업공해가 안 올 리가 없다.

전에 어떤 책에서
영원한 기성棋聖인 오청원吳淸源 구단九段이
바둑돌의 권리를 <석권石權>이라 했던 일이
생각난다.
물권이건 석권이건
목木권이건 지地권이건
산山권이건 수水권이건
금속金屬권이건 화火권이건 대기大氣권이건
또는 무슨 권이건 간에
탐욕을 버리고
마음이 가난해져야
세상의 평화가 오리라는 것은
자명한 일이다.

놀라운 사실이 있다.
우리의 육신의 자양이 되는 것은
공기, 물, 소금 등 몇 가지를 제외하곤
모두가 생명체이다.
물고기나 짐승들은 말할 것도 없고
쌀 보리 밀 팥 콩 무 배추 깨 온갖 과일.

뭣 하나 생명체 아닌 것이 없다.
어떤 목숨이 죽어야 우리가 산다.
딴 생명의 희생으로 생명이 이어진다.
눈물로 보답은 못할망정.

지구는 우리의 유일한 집.
온 우주에서 제일 아름다운 집.
원래는
수정같이 맑고 시원한 물 흐르는
젖과 꿀 흐르는
곰삭은 새우젓 국물도 흐르는
송이버섯 향기 이는
지구.
지금은
피부도 내장도 썩어 들어가
빈사상태에 임한
지구.

새 정의를 내려야 한다.

물권 : 물질도 스스로의 영묘한 얼개와 내용을
　　　　인간처럼 주장할 수 있는 권리.
　　　　더 나아가 사랑을 받을 수 있는 권리.

부칙 : 1. <물권>을 존중하는 자는 번영과 평화를 누린다.
　　　　2. <물권>을 유린蹂躙하는 자는 필히 망한다.

4

삼계에 뚫린*

삼계三界에 뚫린 기묘한 길을 오래 헤맨 마음과 마음이
서너 번쯤 스치는 사이 하늘과 땅이 부딪칠 때 이는 거룩한
불꽃의
불똥이 튀어 라듐처럼 함께 타기 시작하여

마주보면 황홀하고 헤어지면 허전해져
만남의 빈도와 예절의 음정이 점점 높아지다가
마침내 목숨을 담보로 언약을 하고 둘이 하나로 녹아드니
마술보다 신기한 숫자놀이의 열매가 가지마다 열린다.

그러다가 행복의 복판에서 아니나 다를까 하찮은 동기에서
3도 화음으로 잘 나가던 은실 금실 두 줄의 금슬에 금이 가
꼴사나운 매듭을 풀지 못해 간격을 두고 신음으로 메아리
하다가

결국 가을 순례자로 겨울 나그네로 따로따로 나서
수석 캔다 별구경 한다 하다가 차츰 모두 빈사상태가 되어
무조건 한 지붕 밑에 도로 기어드니 세상 무서움을
실감한 두 실이 이번에는 아예 대위법 한 노끈을 꼬아 나간다.

*) 부부의 인연이 이 시의 주제이며 또 줄거리다.

77

거리가 우주를 장난감으로 만든다

알맞게 구름이 끼어 있으면
해도 잘 익은 감 정도여서
오래 보며 놀 수 있다.
사실은 지구에서 해까지
광속으로 8분 걸리는 거리 덕택으로
해가 저렇게 예뻐 보이는 것이다.

개똥벌레의 정기총회 같은
하늘의 별자리.
구경 치곤 세상에서 으뜸이다.
그러나 저 별까지의 엄청난 광년의 거리가 있기에
무시무시한 불덩어리들의 모임이
저러한 신비의 향연이다.

거리만 있다면야
장비도 골리앗도 무서울 게 없다.
막 폭발한 성운의 사진이
영혼의 심부까지 스미는 추상화다.
직업 화가를 난처하게 만드는.

거리가 있기에 우주 구석구석이 서로 재미나는 장난감이다.
인간 둘레
무량 광명
거리가 자비다.

단일장론

무엇이고 움직이고 있는 것을 보면
'살아 있구나' 하는 생각을 지울 수가 없다.
밤낮없이 아름답게 흐르는 물.
그것보다 더 살아 있는 것이
무엇이 있겠는가.
바람.
그것은 목숨의 숨 아닌가.
날아가는 야구공도 살아 있다.
달리는 철마鐵馬도 살아 있다.
활화산.
용수철.
오오로라.
태양의 코로나.
별이 탄생할 때
무시무시한 속도로 소용돌이치며
10조 킬로미터의 높이로 치솟는
우주구름.
그런가 하면
바위가
미동微動도 하지 않고

일순에 천년을 삼키는 것을 보면
'깊은 상념想念에 빠져 있구나' 하는 느낌을
지울 수가 없다.
저 바위의 마음을
어찌 인간의 감각으로 느낄 수 있으랴.
그러고 보면
<빅뱅> 이래 계속 팽창하는 우주 안에
무생물이란 없다.

요소시

요소시要素詩다
요컨대 바수고 또 바수어 끝으로 남은
사금파리 조각을 모은 시다.
누군가가
'결국 요소시는 미니멀리즘 계열이군요' 한다.
일리 있는 말이다.
그러나 무엇이라 불러도 좋다.
모든 장식이 가짜 황금인 이 시대
모든 서정이 삭은 지푸라기인 이 시대
모든 말이 부도난 어음인 이 시대
모든 은둔이 쇼인 이 시대
모든 예술이 TV 광고인 이 시대
모든 아름다움이 목 졸리는 이 시대
무시무종무염無始無終無染으로
반짝이는 것은 요소뿐이다.
그러니 요소시다.

작고도 재미나는 시

무엇이 바르르 바늘처럼 떨리느냐.
허공에 떠서 참선하는 잠자리 날개냐.
구식 시계 심장 돌리는 용수철이냐.
그게 아니라 작고도 재미나는 시다.
얼룩 나라 안에 개골산이 묻혀 있다.
시간 흐르는 시내가 지그재그로 파인다.
실핏줄 무늬 노자의 그물이다.
찌르르 간질간질 만화 신화 부부 합궁 파동이다.
미립 장단에 은하가 출렁인다.
파울 클레에 그림 닮았다.

금강산 깊은 품이

금강산 깊은 품이
아직 이름 없는 새를 품듯
내 가슴 깊은 곳에
언제부턴가 세 마리 아직 어린
묘한 울림과 뜻을 품어 오고 있네.
오늘 아침 그 세 마리 묘한 울림과 뜻을
불러내어 더불어 놀다가
아직도 어리다 싶어
다시 내 가슴 금강산 깊은 품에
넣어두었네.

몽상

살아서 숨 쉬는 시간은
사랑하는 사람 차지다.
사랑 앞에서
시간은 늘어났다 오므라졌다 한다.

사랑 세례 받고
순간이 영원이다.
영원이 순간이다.
시간과 사랑의 함수관계다.

사랑과 운명이 하나인 두 사람은
어디서고 몇 만 리 밖 무릉도원에 숨어
천년을 나는 나비처럼 펄럭인다.

순수 사랑으로 다 삭은 몸으로
백금 같은 노년의 위엄 뿌리며
안락의자에 묻히는 행운아가 몇이나 될까.

삼장三章

허파를 들랑거리는 우리의 숨이
우리 것이 아닐세. 거두어가실 때까지
잠시 맡겨진 하느님의 입김

마음에 입은 깊은 상처엔
예수님의 성혈을
한 방울 똑.

하느님의 침묵.
맑은 날 순교자의 피의 시내.
몇 백 년 후 피어나네.

소나무를 기림
— 김규영 스승께

1

이승이
보다 높은 영경靈境의 그림자라면
그곳은 바로 이런 곳이려니 싶은,
땅위에선 으뜸으로 수려한 산간계곡을
올라가 굽어보며 내려가 우러러보며
헤매듯 가던 중
문득 가린 병풍을 치운 듯 열린
시계視界에 솟아 있는
한 그루 소나무가 있어.

2

눈을 비비며
마음으로 영혼의 눈도 비비며 바라보니
그 한 그루 소나무를 중심으로 해서
둘레의 바위도 흐르는 물도
첩첩이 겹쳐 아득히 사라지는 무수한 봉우리도
또 지금 보이지 않는 뭇 별까지도
모두가 다정한 시선을 주고받으며
온전한 조화 속에 서로 이어져 있음을 느끼고.

3

내 탄식하며 중얼거리는 말로,
「아,
의젓하여라.
착하도다. 소나무여.
아름다워라 그 모습.
거기엔 참이 있으니
너야말로 바로 멋 그것이로다.」 하였더니
놀랍게도 드문 생각이 뭉게뭉게 피어올라
내 아예 이곳에서 가던 길을 멈추고
깊은 상념의 숲에 빠졌다.

4

이때 보듯 느끼고 느끼듯 생각하는
생각하듯 만지고 만지듯 생각하는
모두가 한가지라 너무도 반가워
나의 영혼 역시
육신과 온전한 하나로 설렜다.
그래 다시 그 소나무에서
떨어져서 보기도 하고
뿌리에 걸터앉아 고개를 쳐들고

부채처럼 펼쳐진 솔잎을
안에서 보기도 하니 그렇게 할수록
한 그루 소나무가 신비의 궁궐이라.

5

불그레한 황토에
퇴색해서 빛깔이랄 수도 없는
테석테석한 갈색 껍질 밑동.
그것은 이를테면 선비의 소심素心이리.
그러나 올라갈수록 성성한 가지에는
짙은 수박색 솔잎이 탐스럽게 송이져 굽이치니.

6

푸른 잎은 또 선비의 절개이리.
내 다시 중얼거리길.
「소나무여.
소나무여.
너야말로
이 땅의 영기靈氣의 정화精華로다.
비길 바 없이 영묘한 이 강산이야말로
너희들 소나무의 보금자리로다.」 하였다.

7

호기심 또한 일어
두 팔 벌려 재보니
둥치 둘레가 실히 다섯 발이 넘어
다시 놀라 살펴보니
나무 꼭대기가 까마득히 하늘에 스미는 듯.
별안간 커진 것도 아닌데
너무도 팽대해서 소나무 같지도 않은데
아무리 봐도 영락없는 소나무라.

8

마침 지나가는 노인에게
(걸음걸이 이상하게 가볍고
옷차림도 낯이 설어
저런 이가 아마 심마니인가)
수령樹齡을 물어보니
아무렇지도 않게 「칠백 년」이라 한다.
그러고 보니
왕소나무하고도 왕소나무라.

9

동에서 보는 모습과 서에서 보는 모습과
남에서 보는 모습과 북에서 보는 모습이
네 계절처럼 완연히 달라
내 홀린 듯 빙빙 돈다.
쭉쭉 비스듬히 평행으로 곧게 뻗은
가지들이 어떻게 방향만 바꾸면
얽히고설킨 구렁이의 무리처럼 꿈틀거려.

10

푸른 하늘로 뻗는 가지는
동네 아가씨 입술처럼 붉어
늙은 나무라지만 기운은
힘 뻗치는 이팔청춘의 사나이나 다를 바 없어
그 기세가 이미
천년의 수壽를 바라보고 있네.

11

안으로 타는 목숨의 불을
겉으로 감싸는 고요.
그 모습이 너무도 미쁘고 아름다워,
옳거니, 소나무여, 그래야 장사지,

90

옳거니, 소나무여, 그래야 철인哲人이지,
옳거니, 소나무여, 그래야 예술가지,
옳거니, 소나무여, 그래야 현자지,
하고 사람에게 붙이는
빛나는 이름들을 모두 갖다 대도
오히려 아쉬움만 남네.

　　　12

「네가 소나무인가?
소나무가 너인가?」
개체와 전체의 관계에 생각이 미치자
아득히 아물거리는 해답 대신에 플라톤,
아퀴나스, 둔스 스코투스, 스피노자,
괴테, 블레이크, 홉킨스 등의 이름이
노을처럼 파도처럼 퍼지네.
그런 물음엔 아랑곳없이 이 빼어난 소나무엔
뭇 소나무의 뭇 모습이
골고루 스며 있네.

　　　13

풍요로운 솔잎 송이송이가

바다에 뿌려진 섬들 같기도 하고
무궁 출렁이는 파도 하나하나 같기도 하다.
그러고 보니 이 한 그루 소나무는
시간의 바다를 떠서 가는
큰 돛단배이기도 해라.

14

남해의 섬이라 해보기로서니
돛단배라 해보기로서니
소나무의 태가 드러날 건가.
아. 다만 오묘한 굴곡일세.
여유일세. 경사傾斜일세. 수평일세.
수직일세.
모임일세. 고독일세.
힘일세. 미소일세. 겸허일세.
춤일세. 침묵일세.

15

겉은 침묵일세.
안은 도연陶然함일세.
그러고 보니 분명 어디선가

술 냄새가 난다.
엷게 썰어 술 발라 말린
녹용의 반투명 막에서처럼
새콤하면서도 은은하고 신묘한 냄새가 난다.
아. 땅에서 난다.
흙 내 섞인 술내.
옳거니. 이 고을 사람들이 너를
자나 깨나 취해서 시흥詩興 안 끊기는
시선詩仙 이태백이 섬기듯 하는구나.
해마다 너에게 술을
섬으로 갖다 퍼붓는구나.

　　16

옳거니. 그러고 보니
나이 먹을수록 늙지 않는 너의 설렘이
바로 소나무 나라의 시의 흥이로세.
늘 거나해서 침묵의 시로
설레는 설레는
소나무여. 소나무여.
올해도 동네 아낙네들이
술버릇 나쁜 지아비의 술보다

아마 더 정성껏 담은 쌀 막걸리를
몇 섬이나 몇 섬이나 들이켰느냐.

17

소나무여. 소나무여. 네가 진정
있음인가. 그림자인가.
흐름 안에서 출렁이는 것을 보면
있음도 아니련만
그 안에 고여 있는 고요의 극極을 보면
그림자를 넘어서는 있음의 모습이라.
이 모순이 점점 답답해져
답답할수록 영혼이 개운해져
이 일 또한 절대적 모순일세.

18

있음이란 그런 것.
있음의 끝은 흐르는 것.
흐르는 것의 끝은 있음에 닿아 있는 것.
그러니 통틀어서 풀어버릴 일.
설렘처럼 생각할 일.
생각을 꿈에 풀 일.

하며, 생각이 꿈에 꿈이 생각에 이어질 때
벌써 어둠이 밀려오고 있다.

19

마음 속 깊숙이 품은
여름 소나무를 잊을 수가 없어
맺힌 원을 하나 풀듯
위험한 고비를 넘어
겨울에 내 다시 그곳을 찾았네.
그 왕소나무가 여전히 그 자리에 있음이여.
그러나 그 자리는 흘러간 그 자리가 아니었네.
이번에는 백설이 만건곤이라
정한 두루마기 두른 소나무의 모습이
상상이 외경畏敬하는,
이승의 또 하나의 절품絶品일세.

20

그러나 가만히 보면
만발한 눈꽃송이 밑엔
지금 막 흘린 피처럼 선명하게
푸른 솔잎이 추위를 비웃는 듯.

게다가 거뭇거뭇 주근깨처럼
뿌려진 솔방울은
선비의 겸허와 가난인 듯.
아아, 과연, 공자님 말씀대로
뭇 나무가 황황히
움츠러드는 세한歲寒이야말로
소나무의 기개가
독야청청하는 계절인저.

21

내 기적 품은 상념의 숲에
다시 빨리 빠져들 때
어디선지 이상스런 바람 소리와 함께
두루미 두 마리가 날아와
소나무 정수리에 내려앉으니
내 평생에 이때처럼 놀란 적은 없다.

22

암수 한 쌍의
두루미이리.
살며시 앉자

눈가루가 가볍게 푹석 흩날리며
가지가 출렁이고
그 파동이 온 나무에 미동으로 퍼진다.
눈도 두루미도 흴 대로 희어
서로 이음새도 없는데
아아, 두루미의 이마에 찍힌
붉은 무늬는 어느 하늘의
상서로운 등불인가.

23

만리 길 하늘을
원방래한 소나무의 벗.
항심恒心으로 기다리는 두루미의 벗.
상상으로도 들릴까말까 하는 침묵의 말로
마음을 나누는
송학이 한겨레라.
황홀에 잠겨
때가 씻긴 나도 지금
이 겨레와 한겨레라.

24

이윽고 다시 바람이 불어와
산간이 모두 더불어 울고
눈보라가 일고 나니
두루미는 이미 온데간데없네.
마치 넋처럼 남아 있는 소나무는
소나무만이 아니었네.
내 이때 보았네.
한 그루 소나무에서
영원의 모습을.
겨울 소나무에 피어오르는
충의로운 고혼의 전설을 따라
솔잎처럼 푸른 눈이*
내리고 있었네.

*) 성삼문 '…독야청청獨也靑靑하리라'의 시조에서 얻은 시상.

그물

1. 시원始原의 무지개

세상 어느 먼 끝에서
이 끝으로 오는 이 드문 파동.
누군가가 지금 아름다운 생각을 하고 있구나.

떼를 지어 그물에 걸려드는
크고 작은 고기들이 춤을 춘다.
기뻐 힘이 나는 어부들이
그물의 밧줄을 더욱 힘껏 당기면
팔뚝에 근육의 산맥이 솟는다.
은빛 금빛 물고기에 부스러지는 햇살이
빛의 비늘을 흩뿌린다.
무수한 물고기들이 몸을 튕겨 물보라가 일고
거기에 무지개마저 선다.
목숨끼리 부딪쳐 이는 이 빛의 잔치에
터질 듯 팽팽한 그물이
오묘한 곡선으로 출렁인다.
징소리 멀리 퍼지듯
파문이 멀리멀리 둥글게 퍼져나간다.
이때 비릿한 냄새가 코에 스민다.

2. 매혹魅惑의 획

이 비린내를 맡고도
전류 쐰 듯 꿈틀하지 않는 목숨은 없다.
이 냄새에는
암수의 그리움이 살고 있다.
활 쏘며 사냥하던 태고의 기억이 고여 있다.
이 냄새는 백포도주의 요소이자
신성한 피냄새의 원류이다.
목숨의 심지가 백열등처럼 달아오른다.
몸도 영혼도
화려한 몸부림으로 자유를 찾아나선다.
단식하고 기도한다.
승화昇華를 위해.
비린내의 성화聖化를 위해.
목숨 걸고 모험한다.
매혹의 획을 붙들기 위해.

3. 사랑과 생활

내가 그대에게 던졌던 그 그물은
나의 꾀와 솜씨와 정성의 극한으로 짜인 것이었다.
그 그물을 열심히 짜는 일만이

나에게 마지막 남은 자유였다.
예쁘고도 잔인한, 병 주고 약 주는 그물이었다.
그대는 처음에 그 그물을
용케 요리조리 잘 피해 나갔다.
차츰 그 그물의 생김새에 익숙해져
마음 놓고 가까운 곳까지 드나들기 시작했다.
그러다가 걸렸다.
그 후로 그 그물은
우리 두 사람의 그물이 되었다.
우리는 그 그물로 아름다운 물고기와 잔인한 물고기와
착한 물고기와 흉한 물고기를 번갈아 잡아서
그것들을 먹고 살고 있다.
그러나 요새 와서 그 당시의
허허실실의 비밀이 드러나는 느낌인데
실은 그대가 나의 그물에 걸려든 것이 아니라
그대가 미리 쳐놓은 그물에
내가 걸려든 것이 아니었던가 하는 생각이 든다.

4. 그물도 가지가지

그물도 가지가지.
배배 꼬여 옹쳐매진 검은 인연의 그물.

사람 낚는 그물.
착한 이 낚는 그물. 죄 낚는 그물.
회회恢恢한 노자의 그물.

어린이의 그물.
잠자리 날개의 그물.
녹지대와 어른의 투망.
기수奇數만 낚는 그물. 우수偶數만 낚는 그물
역사 낚는 그물.
빛 그물. 낳는 그물. 어둠 그물. 무덤 그물.
허파도 그물. 이파리도 그물. 뿌리도 그물.
안개 낀 그물. 이끼 그물. 곰팡이 그물. 구름도 그물.

한동안 큰 그물을 술술 빠져나가는 재미.
살갗 솜털 반쯤 비쳐 보여 환장하겠다.
탕아를 아주 파멸시켜버리는 나일론 박사薄紗
16세기 독일의 루카스 크라나하식 그물.
조직 그물. 나사 그물. 최루탄 그물. 방패 그물.
전파 그물. 광선 그물.
미끄러져 떨어지는 곡예사를 받는 그물.

누가 그물에 걸리는가.

허물하는 자.
그물을 잘 아는 자.
그러나 처음부터 그물에 걸려 있지 아니한 자
누가 있던가.

소백산맥 천문대의 망원경 시야 안에
비 오듯 쏟아지는 저 별똥별들.
잘도 걸려든다. 그물이 출렁인다.

5. 무늬로 엮는 집

오관의 그물에 오묘한 무늬가 인다.
이 무늬를 엮어
누구나가 나름대로의 우주 집을 짓는다.
화담花潭 서경덕의 집.
쇼펜하워의 집.
춤.
전력질주.
볼프강 아마데우스.
추사秋史.
폭포의 획. 뛰어오르는 잉어의 점.
문기文氣와 묵향이 온 세상에 퍼진다.

깊이 스민다 오중주곡 송어.
우람한 소나타의 32 대가람大伽藍.
클레의 그물.
볼스의 거미줄.
무어의 동굴.
서리서리 서리는 황진이의 가락.

6. 역사와 파동

하늘의 그물. 파동의 그물, 산더미만한 괴어를 집어삼키고도 흔적도 없다. 진秦도 로마도 해뜨기 전 이슬처럼 반짝했을 따름이다. 폼페이의 굉음도 일순일 뿐 다시 시퍼런 침묵의 심연이다. 의인의 피가 강으로 흘러도 침묵은 이어지다가 몇 백 년 후 죽은 그루터기에 새싹이 튼다.

한번 파동이 일면 그 흔적의 꼬리는 끝없이 길다. 어루만지듯 출렁이다가 저쪽에서 오는 파동과 마주쳐 서로 미묘한 굴곡으로 간섭한다. 다시 헤어져 가다가 이번에는 더 뜨거운 파동과 만나 얼싸안고 서로 애무한다. 다시 여울 따라 가다가 파동의 대회의大會議에 접근해서 사납게 쏠려 성난 소용돌이로 솟아 해일 되어 뭍을 세게 때리고는 다시 무심히 피라미의 꼬리만큼 출렁이며 자장가를 부른다. 달빛 아래 일파가 만파이다. 이쪽에서 쑤시면 저쪽에서 불룩 솟고 동에서

휘저으면 서에서 폭발한다. 사랑이 미움으로 미움이 사랑으로 바뀌는 모습이 그야말로 몽환적이다. 투쟁 저항 충돌 협상 합세 야합 흡수 공중분해 평행 교차 균형 합주 대조 조화 등 모든 역학현상의 총집합장이다.

　모든 그물을 덮는 그물. 모든 그물을 한 그물이 되게 하는 이 하늘의 그물은 처음도 없이 끝도 없이 과연 얼마나 엄청나게 크단 말인가. 일구 일점의 어김도 없이 얼마나 얼마나 엄정하고 정묘精妙하게 출렁이고 있단 말인가.

7. 미래와 영감

고전의 그물.
책을 읽으며
티끌과 쓰레질을 본질로 하는 시간을 이겨낸
높고 빛나는 넋을 한 조각 얻어 내 넋에 섞고
숙연해진다.
이 고전의 그물로 해서 죽음이 오히려
갖가지 물고기가 뛰노는 호수가 된다.
참고 견디며
차게 관찰하며 깊은 밤에 명상하며
아름답게 태운 목숨의 결정結晶.
영혼의 금강석.

사해고금의 모든 명인들이 한자리에 모여
성찬을 나누며 환담을 한다.
수직으로 아득히 하늘로 올라가고
아득히 미래로 스미는 그물.

그 그물은 항시 안 보이게 마련이다.
안 보이던 그 그물이 보이는 것은
그때그때 종심판終審判이 끝났을 때다.
다시 그물 실이 투명해져
보이지 않게 되어 허공에 녹고
아무것도 없는 허공엔 바람이 불고
노을이 퍼진다.

세상 이쪽에서
나에게 문득 드문 생각이 일어
나는 그것을 그물 끝에 싣고
그물 줄을 잠시 출렁였다.
파동이 먼 시간을 출렁이며 출렁이며 건너간다.
그랬더니 세상 저쪽에서
역시 마음의 바다에 뜬 그 그물의 고리를
왼손 약손가락에 반지처럼 끼고 있던 이가
영감을 얻었다.

묵극黙劇

부신 태양이여.
그러나 너에겐 눈이 없나니
그 황금의 화살도 너의 것은 아니다.

옳은지고. 사람이여.
그러나 너의 눈의 속임수로는
내 안의 먹물을 볼 수 없나니.

1. 물체의 연기성煙氣性

아해들이 팔매질을 해서
까마득히 나는
잠자리비행기를 떨어뜨리는 풍경.
태양이 질질 역청瀝靑의 침을 흘리고 있다.
달걀 하나가 달만큼으로 부풀고
당구공이 풍선처럼 가벼워진다.
구름이 열쇠구멍을 들락날락한다.
이 구름은 본시
그녀의 집념의 등뼈였다.
거룩한 서리 수염 너머로
여인의 긴 다리가 보인다.
무게가 기운이 돼서 흘러나가는
대롱이 막혀 있다.

언제 터질는지 모른다.
조건반사 속에 모든 주문呪文의 비밀이 들어 있다.
말이 바람과 침이듯
꽃은 뇌수 골짜기의 피다.
뿌리 없는 나무,
실체 없는 모형이 둥실 떠 있다.
21세기의 지구.
감각이 죽고
물자체가 창을 휘두른다.
쭉정이만 남은 공포는 이미 공포가 아니다.
물욕이 해골을 껴안고 잔다.
나팔 부는 야망이 황제관을 쓴다.
금강석이 부스러지고
연기가 나부낀다.
물이 불덩이인 지금
속은 얼음이다.
먼 훗날
얼음일 땐 불이다.
엘리어트 씨가 웅크리고 앉아서
살의殺意를 품은 채 기도하고 있다.

　　2. 허무의 벽돌성性

차원놀이.
차원과 공간.
3차원의,
4차원의,
9차원의,
초차원의
시공.
천사가 나는 곳.
곳이라 할 수 없는 고을.
목각 눈에 눈물이 고이고
죽은 나무에
초록빛 싹이 트는 일.
감각 하나가 차원의 기둥 하나.
감각 다섯이 차원의 기둥 다섯.
제육감. 차원의 기둥 여섯.
감각 일곱에 차원의 기둥 일곱.
미지의 기둥을 찾아 헤맨다.
아, 꿈은 자애롭다.
「이렇게 안개가 짙은 곳에선
괜찮겠죠」
「안 돼. 안개 속에서도 차는 지나간다」

관계가 일으키는 마찰이
처음엔 꿀맛 같았다.
그러나 관계와 관계를 맺어보려고
곰곰이 생각하고 헤아리기 시작하자
나의 발판이 일시에 무너지고
나는 허공을 표류한다.
분석은 방랑한다.

무대가 반전한다.[1]
배우가 관객을 구경한다.
객석의 의자는
3분의 2쯤 채워져 있다.
그러나 관객 일부는 끊임없이 들락날락하며
더하기와 빼기를 연기하고 있다.

빈 의자와 채워지는 의자의 관계가
오선지에 춤추는 음부音符로 그려진다.
이 허무의 연기는 신기神技다.
배우들이 넋 놓고 바라본다.
이때 배우들은
난생 처음 아해들의 표정이다.

「한번 헤어지면 그만이다.
꼭 붙들어」

허무가 내려와 벽돌을 쌓는다.

별이 모래 되어 관절에 끼어들고
먹빛 우울이 바다를 덮고
멍든 근육에 버섯이 돋는다.

3. 고독의 중생성衆生性

당신의 콧구멍을 소리 없이 들랑거리는
숨이 얼마나 많은 혼령으로 구성돼 있는지
생각해 본 적이 있는가.
혼령에는
선한 혼령과 악한 혼령이 있으며,
선한 혼령에도
심술스런 혼령이 있을 수 있고,
악한 혼령에도
너그러운 혼령이 있을 수 있다는 것을
생각해 본 적이 있는가.
맑은 물처럼 맑은 맛 돋는 것은
선한 혼령의 속삭임이요

무지개처럼 고와 당신의 가슴을
찬란한 희망으로 부풀게 하는 것은
악한 혼령의 속삭임이라는 것을
생각해 본 적이 있는가.
당신이 무리에서 도망쳐서
아집에 둥우리를 칠 때
당신은 고아로 고립한다.
이때 오욕五慾의 구름이 일어
당신은 밤낮 불선不善을 하게 된다.
당신이 당신의 아집을
누리 속에 묻어 버릴 때
당신은 맑은 고독.
당신의 정신은 자유.
이때 당신은 하나의 결정結晶이다.
당신의 결정 속에서 중생의 맥이 뛴다.
애석하여라.
그땐 미처 몰랐었다.
그때 겪은 그 고통이
그렇게 빛나는 보석의 광맥인 줄을.
뜻을 몰랐기에
고통은 한차례의 생지옥으로 끝나고 말았다.
열매도 없는.

희망 있는 절망은 아직도 허영이다.
영웅적인 동기는 허영이다.
빛이라곤 한 줄기도 스미지 않는
캄캄한 밤이
암흑의 굴이
묘방이다.
증거다.
마침내 결심을 하고
각오를 하고
둘러보니 기자들은 포커에 여념이 없다.
아아. 진땀.
오오. 핏땀.
내 팔자야.
이때 트인다.
일곱 가지 마귀가 기생하는 당신이여.
당신이야말로 성인이 되기 위해서
부스러기 성인이 되기 위해서
이 세상에 태어났음을 생각해 본 적이 있는가.
뜻이 수직으로 서 있다면.
다만 애쓰듯
즐기고
즐기듯

애쓸 수만 있다면.
그리고 늘 기대에 기대지만 않는다면.
당신이 중생.
중생이 당신.
가난.
고독.
겟세마네.

4. 썩음의 발광성發光性

물의 정화.
불의 정화.
썩음의 정화.
썩음의 정화는 방사성원소.
썩음이 승천한다.
죽음의 발효.
세계 최대의 상설현대미술관.
30리 4방의 쓰레기 밭에 가보라.
화장터보다 더 치열한.
8월의 태양이
성이 날 대로 나
불량한 눈을 부라리고 있다.

나녀裸女 잘 그리는 마티스도
춘화 썩 잘 그리는 파블로 피카소도
구멍 뚫린 조각도
움직이는 조각도
뜨는 조각도
초현대도
초전위도
초도 술도 간장도
썩는 관도 송장도
온갖 냄새나는 개념도
온갖 파리 모기 잡귀도
이곳에 다 모여서
몸부림치며
산화散華, 정화淨化, 승천昇天한다.
하늘의 태양이 무색한 땅의 태양.
연탄재. 유리 파편.
수박 껍질. 시래기죽. 복어 알.
연애편지.
보험 증서.
쇠망치. 녹슨 파이프.
갖은 똥. 온갖 오줌.
필사의 사정射精.

관통.
비명.
절명.
혼혈.
꽹과리.
구멍 뽕뽕.
서정적 파열.
루치오 폰타나.
불난 디스코 춤 방.
타는 화학섬유.
발광.
환장하는 환장하는 이 아름다움.
썩음과 미학.
근처에 가기만 해도
더불어 썩어 버린다.
연쇄적 핵융합.
발효도 가지가지.
막걸리.
부글부글 끓는 술지게미.
열광도 가지가지
그러나 외길.
안 갈 수도 없다.

다 버리고
심장부에 뛰어들어
단좌端坐할 일.
시시각각
꺼라.
죽여라.
죽어라.
사흘.
밀알 하나.
향수香水.
무아無我.
무럭무럭 김이 난다.
푹 썩어
퍼렇게
발광發光한다.
사람의
빛의 위도緯度.
슬기의 한계.
이슬.

1) 이 부분은 이오네스코의 희곡 「의자」를 생각하며 썼다.

시는 언제나 읽은 것 이상이거나
— 아버지 시선집 「풍선 날리기」 발간에 부쳐

성 기 완 (시인의 아들, 시인, 뮤지션)

저는 아버지로부터 단 한 번도 시가 이래야 하거나 저래야 한다고 들은 적이 없습니다. 그렇기 때문에, 윌리엄 블레이크의 시가 이렇고 T.S. 엘리어트의 시가 저렇다고 어려서부터 어깨너머로 들었음에도 불구하고 아버지로부터 시를 배웠다는 생각을 한 적은 단 한 번도 없습니다. 시를 쓰기 시작하면서, 저는 아버지 환갑잔치 때 축시 하나를 써드린 것 이외에는 단 한 번도 제가 쓴 시를 아버지께 보여드린 적이 없습니다.

그러나 저는 아버지로부터 시의 모든 것을 배웠습니다. 한 마디도 배운 적이 없는데 모든 것을 배운 것입니다. 초등학교 4학년 어느 국어 시간에, 담임선생님이 저의 아버지가 시인인 것을 알고 아버지의 시를 한 번 읊어보라고 하신 적이 있습니다. 그래서 저는 자리에서 일어나 익숙한 시의 한 구절을 흥얼거리듯 암송했습니다. 지금도 생생하게 기억나지만, 그때 나는 조금 창피하기도 하고 자랑스럽기도 하여 묘한 황홀함에 휩싸인 채 이상한 떨림과 흥분과 긴장이 뒤

섞인 상태로 아버지의 시를 낭송했습니다. 그 시는 '유쾌하
게 빌었다'였습니다.

유쾌하게 빌었다.
파쇠 긁어모아 새사람[鳥人] 만들 때
산소 땜 하는 불 들여다보며
그 퍼런 불꽃에서 태어날 날개가
날 불가지의 공간을 그려보며
유쾌하게 빌었다.

— 「유쾌하게 빌었다」에서

아버지는 실제로 우리집 마당에 만들어 놓으셨던 쇠붙이
사람 조각의 데생과 함께 이 시의 구절을 써서 어떤 시화전
의 작품으로 출품하셨던 모양입니다. 그 그림과 이 구절이
담긴 한 장의 종이는 누런 나무 액자에 넣어져 서울 변두리
응암동에 있었던 우리집 수재민 주택 침침한 어느 벽에 늘
걸려 있었습니다. 어린이였던 나는 이 시화전 작품에 무관
심한 채 동생들과 뛰어놀았지만 왠지 그 액자는 가족의 얼
굴이 마음속에서 더욱 선명하듯, 아버지가 돌아가시고 난
지금도 내 마음속에 그때 그 벽에 걸려있던 모습 그대로 사
진처럼 간직되어 있습니다. 나는 파쇠라든가 새사람이라고
해놓고 한자로 뭐라 써놓은 그 괄호 안의 말의 이질감이라
든가 불가지의 공간이라든가 심지어 유쾌하게 빌었다는 말
의 아이러니를 전혀 몰랐지만 나에게 그 액자 속 작품의 존
재는 너무도 당연하고 확실합니다. '조인鳥人'이라고 쓴 아
버지의 글씨체는 지금도 종이에서 튀어나와 날아오를 듯 명

확합니다. 4학년 국어 시간에 뜻도 모르고 흥얼거렸던 그대로, 뜻과 상관없이, 이 시의 리듬은 창작의 순간에 예술가가 느끼는 기대와 흥분 상태를 안타깝고도 절실하게, 그리고 완벽하게 전해줍니다. 같은 음을 내는 두 소리굽쇠 중에 한 쪽이 떨면 이유도 없이 다른 한 쪽이 함께 떠는 것을 공명이라 말합니다. 바로 그것처럼, 어린 나는 뜻 너머에 있는 그 전율에 이유도 없이, 있는 그대로 공명했습니다. 그런 다음부터는 구태여 그 시를 읽을 필요도 없습니다. 이미 그 시의 날개가 날 '불가지'의 공간은 내 마음 속에 떨리며 자리 잡은 것입니다.

이제 아버지는 불가지의 공간으로 스스로도 날아가셨습니다. 큰 새가 날아가고 저의 마음은 여전히 그 날갯짓이 드리운 그림자 속에 있습니다. 그래서 지금의 제 마음에 어울리는 색은 검은색입니다. 그러나 생전에 마지막으로 고르셨던 시들이 담긴 시선집 <풍선 날리기>는 제게 검은색 너머의 다채로운 무지개를 꿈꿀 수 있게 해줍니다. 개인적으로는 예쁜 작품들만 모으셨구나, 싶습니다. 그래서 큰 위안이 됩니다. 왠지 이 시편들을 통해 먼 훗날 함께 누릴 기쁨이 슬픔의 벽 틈으로 새어들어 오는 것을 느낍니다.

시선집에 실리지는 않았지만, 아버지가 만드신 '새사람', 다시 말해 시가 날아 다다른 종착지는 '일자시'였습니다. 생전에 마지막으로 낭송하신 시는 '흙'이었고 그 시가 담긴 시집은 <해>였습니다. 이 시집은 읽으려고 하면 할수록 무의미해집니다. 반대로 읽지 않으려고 하면 할수록 시로 깨어납니다. 차라리 그 시는 마음속에 새긴 현존의 악보입니다. 읽고 덮은 후 떠올릴 때에 비로소 존재하기 시작합니다. 악보에는 음표도 있지만 쉼표도 있습니다. 리듬은 오히려 쉼표의 인지입니다. 기호와 의미와 물리적 흔적 너머의 여백이 그 기호의 존재와 더불어 살아 숨 쉽니다. 시인은 읽기의 행위 너머에 있는 진정한 시적 만남을 꿈꿉니다. 저에게 아버지의 시는 마치 눈 속의 풍경처럼 푹신하고 아스라합니다. 아버지가 생전에 좋아하셨던 추사 김정희의 '세한도'가 어떤 그림인지, 또는 세잔느가 뭘 했는지 이제야 알게 됩니다. 시는 언제나 읽은 것 이상이거나, 너머이거나, 또는 그 바깥입니다. 바깥이 그 안에 함께 하며 언어를 달궈 나의 존재와 더불어 깨어납니다. 그 시간에 치명적으로 동기화될 때에만 시는 시로 태어납니다. 우리는 시를 읽을 때, 시가 드러나 시가 되도록 그 순간을 기다리는 수밖에 없습니다. 그 기다림의 몽홀朦惚한 긴장이 시 자체보다 더 시적입니다. 만일 시가 읽은 것 그대로거나 그것 이하라면 그것은 시라 할 수 없습니다. 그래서 시는 읽어도 알 수 없고 읽지 않아도 훤히 들여다보입니다. 그것이 '불가지'의 새가 날아간 마지막 공간, 일자시의 참뜻입니다.

한국의 시단은 여전히 아버지의 시적 성취에 무감각해 보입니다. 애써 외면하는지도 모르겠습니다. 그러나 저는 압니다. 읽으려고만 하다가 아무것도 찾지 못했다는 것을 사람들은 훗날 깨닫게 될 겁니다. 저는 아버지의 시들을 구태여 '읽지' 않습니다. 읽는다는 행위의 무의미함을 아버지의 시를 볼 때마다 느낍니다. 그저 함께 있어봅니다. 차라리 부질없이 흥얼거립니다. 거기 아무도 안 계시고, 동시에 모두 있습니다.

1930년 3월 21일 충청남도 예산禮山군 예산읍 간양間良리에
서 부친 성낙호成樂浩 씨와 모친 서연석徐然錫 씨의 장
남으로 태어남. 본관은 창녕昌寧. 부친은 1989년 81
세로 별세하셨고 모친은 2000년 95세로 별세하셨음.

1938년 예산심상소학교에 입학. 3학년 때 서울(당시 경성)
미동국민학교에 전학, 1944년 동교 졸업.

1944년 당시 태평양 전쟁 말기의 상황에 따라 경성을 떠나
공주공립중학교에 입학.

1945년 8·15 해방과 동시에 상경하여 보성普成중학교(당시
6년제) 2학년에 편입. 5학년(현재의 고2)이 될 무
렵부터 박희진朴喜璡 시인, 서기원徐基源 소설가와
친교를 맺고 문학을 지향함. 1950년 동교 졸업.

1950년 국립 서울대학교 문리과대학 문학부 영어영문학과에
입학. 6··25의 발발에 따라 동교를 휴학하게 됨.

1951~53년 검정고시로 중등학교 영어과 준교사 자격을 얻고,
예산중학교에서 영어교사로 근무.

1953년 서울 수복 후 서울대 문리대 영문과에 복학.

1956년 《문학예술文學藝術》지를 통하여 고 조지훈趙芝薰
선생 추천으로 시단에 등단.

1957년 서울대학교 문리과대학 영문과 졸업.

1957~58년 예산농업고등학교에서 영어 교사로 근무.

1959년 서울대학교 대학원 영어영문학과 석사과정에 입학.

1958~60년 경복중학교 영어과 교사로 근무.

1961년 박희진, 이경남李敬南, 박재삼朴在森, 박성룡朴成龍,

이성교李姓教, 강위석姜偉錫 등과 함께 동인지 『육십년대사화집六十年代詞華集』(제12집으로 종간)에 참가.

1977년 대체로 대학강사, 학원강사, 자유기고, 번역 등에 의해서 생계를 유지하며 시창작 활동에 전념함.

1964년 서울대 대학원 영어영문학과 졸업, 석사학위를 받음.

1966년 2월 초 가톨릭에 입교, 이명환李明煥 씨와 혼인함. 장남 기완耆完(1967년생), 차남 기선耆宣(1968년생), 장녀 기영耆英(1970년생), 삼남 기헌耆憲(1972년생), 사남 기우耆宇(1975년생) 4남 1녀를 둠.

1970년 4월 매주 화요일 4회에 걸쳐 「까페 떼아뜨르」에서 박희진·성찬경 2인 시낭독회를 가짐.

1971~72년 미국 아이오와 대학교 「국제창작계획(International Writing Program)」에 참가, 시창작 및 시론 발표.

1976년 3월~**1978**년 2월 덕성여자대학 영어영문학과 전임강사로 근무.

1978년 3월~**1995**년 8월 성균관대학교 문과대학 영어영문학과 조교수, 부교수(1982년), 교수(1987년)로 근무.

1995년 8월 동교 교수직 정년퇴임.

1979년 4월 고 구상具常, 박희진과 더불어 제1회 「공간시낭독회空間詩朗讀會」 시작. 매월 끝 수요일에 1회 열리며, 지금까지 계속되고 있음. 2013년 2월 현재 제391회 낭독회를 마침. 현재의 상임시인은 박희진, 성찬경, 김동호金東壺, 이무원李茂原, 설태수薛泰洙 등 24명임.

1980~81년 「문교부 대학교수 국비파견 계획」에 의해서 영국 옥스포드 대학교에서 문학을 연구.

1983년 12월 16~20일 문화공보부 해외 공보관 공동주관에 의해서 「Korean Literature Symposium」의 이름으로 London 대학교의 S.O.A.S. 및 프랑스 파리의 상원의사당 강당에서 'Modern Korean Poetry, Today and Tomorrow'의 주제를 발표함.

1996년 12월부터 현재에 이르기까지 8회에 걸쳐 성찬경의 「말 예술」 공연. 「말 예술」이란 시낭독을 예술의 차원까지 끌어올리려는 일종의 문학적 퍼포먼스임.

1990년 2월~**1992**년 1월 성균관대학교 문과대학 학장.

1993년 3월~**1996**년 2월 가톨릭문인회 회장.

1996년 3월~**1998**년 2월 한국시인협회 회장.

2001년 7월~현재 대한민국예술원 회원.

2013년 2월 26일 별세.

[수상 및 수훈]

1979년 3월 제11회 한국시인협회상 수상.

1985년 2월 제5회 현대시학 작품상 수상.

1991년 제2회 빛과구원의문학상 수상.

1996년 1월 제30회 월탄문학상 수상.

1998년 10월 제47회 서울시문화상(문학부문) 수상.

2000년 10월 보관문화훈장 수훈.

2006년 7월 제14회 공초문학상 수상.

2008년 12월 제7회 시인들이뽑는시인상(문학아카데미) 수상.

2009년 12월 제2회 한국예술상(열린시학).

[시집]

1966년 화형둔주곡(정음사)

1970년 벌레소리송(한국시인협회)

1979년 (장시) 추사 김정희 선생 『민족문학대계 제18권』
  (동화출판공사)

1982년 시간음時間吟(문학예술사)

1984년 반투명(서문당)

1989년 황홀한 초록빛(성 바오로딸출판사)

1995년 묵극(성대출판사)

2005년 논 위를 달리는 두 대의 그림자 버스(문학세계사)

2006년 거리가 우주를 장난감으로 만든다(한국문연)

2009년 해(고요아침)

2011년 성찬경 소네트시집 「바스락 바스락 작업을 한다」
  (고요아침)

[시선집]

1986년 육체의 눈 영혼의 눈(고려원)

1992년 소나무를 기림(미래사)

2000년 나의 별아 너 지금 어디에 있니?(징검다리)

[신앙산문집]

2010년 먹을 수 있는 보석(위즈 앤 비즈)

[주요 평론집 및 논문]

1962년 10월 시어로서의 우리말 서설(60년대 사화집)

1965년 5월 딜런 토마스의 시와 방법(시문학)

1974년 3월 T.S Eliot의 시에 관한 노트(사목 32호)

1974년 10월 쉔베르크와 무중력상태(신동아)

1976년 1월 찬미와 밀도-제라드 맨리 홉킨스의 경우(사목43호)

1982년 William Blake 고찰-특히 그의 Imagination을 중심으로.

[영어영문학]

1990년 2월 우리시와 영시의 시적 감성에 관한 비교 연구
(성대 인문과학 제16집)

1986년 12월 작품의 절대치와 '정', '부'의 방향(영어영문학)

1989년 2월 장병길, 김영일, 최용재, 성찬경 「한국영어영문학
연구사(1945~1965)」

1993년 6월 문학과 생명(서강대학교 생명문화연구소, 생명
문화총서 제1집)

1993년 8월 한국현대시에 나타난 문명과-물질에서 정신에
로의 오솔길('93 서울아시아시인대회 현대문학)

1995년 「시와 은유」(성대논총 제4집)

2006년 2월~**2007**년 5월 ≪조선문학≫에 「밀핵시론」 연재

2009년 「21세기 시의 지평 열기」
「형이상학시와 우리시의 과제」

2012년 「예술과 감각」 대한민국예술원 예술논문집
「밀핵시와 소네트」

〚한국대표명시선100〛을 펴내며

한국 현대시 100년의 금자탑은 장엄하다. 오랜 역사와 더불어 꽃피워온 얼·말·글의 새벽을 열었고 외세의 침략으로 역경과 수난 속에서도 모국어의 활화산은 더욱 불길을 뿜어 세계문학 속에 한국시의 참모습을 드러내게 되었다.

이 나라는 글의 나라였고 이 겨레는 시의 겨레였다. 글로 사직을 지키고 시로 살림하며 노래로 산과 물을 감싸왔다. 오늘 높아져 가는 겨레의 위상과 자존의 바탕에도 모국어의 위대한 용암이 들끓고 있음이다.

이제 우리는 이 땅의 시인들이 척박한 시대를 피땀으로 경작해온 풍성한 시의 수확을 먼 미래의 자손들에게까지 누리고 살 양식으로 공급하는 곳간을 여는 일에 나서야 할 때임을 깨닫고 서두르는 것이다.

일찍이 만해는 「님의 침묵」으로 빼앗긴 나라를 되찾고 잃어가는 민족정신을 일으켜 세우는 밑거름으로 삼았으며 그 기룸의 뜻은 높은 뫼로 솟아오르고 너른 바다로 뻗어나가고 있다.

만해가 시를 최초로 활자화한 것은 옥중시 「무궁화를 심고자」(≪개벽≫ 27호 1922. 9)였다. 만해사상실천선양회는 그 아흔 돌을 맞아 만해의 시정신을 기리는 일의 하나로 '한국대표명시선100'을 펴내게 된 것이다.

이로써 시인들은 더욱 붓을 가다듬어 후세에 길이 남을 명편들을 낳는 일에 나서게 될 것이고, 이 겨레는 이 크나큰 모국어의 축복을 길이 가슴에 새겨나갈 것이다.

만해사상실천선양회

한국대표명시선100 | 성 찬 경

풍선 날리기

1판1쇄 인쇄 2013년 6월 12일
1판1쇄 발행 2013년 6월 17일

지 은 이 성 찬 경
뽑 은 이 만해사상실천선양회
펴 낸 이 이 창 섭
펴 낸 곳 시인생각
등 록 번 호 제2012-000007호(2012.7.6)
주   소 경기도 양평군 옥천면 고읍로 164
                 ㉾476-832
전   화 (031)955-4961
팩   스 (031)955-4960
홈 페 이 지 http://www.dhmunhak.com
이 메 일 lkb4000@hanmail.net

값 6,000원

ISBN 978-89-98047-48-1 03810

※ 이 책은 만해사상실천선양회의 지원으로 간행되었습니다.